AF603207

NOUVELLES CONSIDÉRATIONS

SUR LES

INHUMATIONS PRÉCIPITÉES

IMPRIMERIE DE GUSTAVE GRATIOT,
11, rue de la Monnaie.

NOUVELLES CONSIDÉRATIONS

MORALES, THÉORIQUES ET PRATIQUES

SUR LA COUTUME IMPRÉVOYANTE, ANTI-CHRÉTIENNE ET HOMICIDE

DES

INHUMATIONS PRÉCIPITÉES

NOUVEAU MÉMOIRE

RENFERMANT DES RÉFLEXIONS
DE PLUSIEURS PRATICIENS, AINSI QUE DE MM. DUPIN AINÉ
P. J. DE BÉRANGER ; MARÉCHAL BUGEAUD; VIENNET ; VICOMTE SIMÉON
LIEUTENANT-GÉNÉRAL JACQUEMINOT
EUGÈNE SUE; ÉMILE SOUVESTRE ; V. HUGO ; PIERRE DURAND
CH. NODIER ; COMTE DE LUXBOURG , ETC.

Adressé

A LL. MM. Louis-Philippe Ier et Frédérick-Guillaume IV

Par H. LE GUERN

MEMBRE DE LA SOCIÉTÉ POLYMATHIQUE DU MORBIHAN,
DE L'ATHENÉE DU BEAUVAISIS, ETC.

« Il est parfaitement démontré que des personnes
« *qui ont été regardées comme mortes sont revenues*
« *à la vie, au moment où on allait les ouvrir, ou*
« *les ensevelir, ou bien lorsqu'elles étaient déjà dans*
« *le cercueil et même dans la tombe*. On peut assurer
« *que plusieurs d'entr'elles ne sont mortes* QUE POUR
« AVOIR ÉTÉ ENTERRÉES AVEC TROP DE PRÉCIPITA-
« TION. Cette funeste méprise TIENT A LA DIFFI-
« CULTÉ QU'ON ÉPROUVE, DANS CERTAINES CIRCON-
« STANCES, A DISTINGUER LA MORT APPARENTE. »

ORFILA.

« LA PUTRÉFACTION EST LE SEUL VRAI SIGNE
« DE MORT. » PORTAL.

PARIS

DENTU, LIBRAIRE-ÉDITEUR

GALERIE D'ORLÉANS, 13 (PALAIS-ROYAL)

1846

1845

Je ne puis entrer en matière avant d'avoir témoigné ma vive reconnaissance au sujet de l'accueil qui a été fait à mes précédentes publications sur les dangers des inhumations trop promptes.

Je dois surtout adresser de sincères et respectueux remerciements :

A LL. MM. le Roi et la Reine des Français ;

A S. M. Frédérick-Guillaume IV, Roi de Prusse ;

A LL. AA. RR. Madame la Princesse Adélaïde et Messeigneurs les Princes de Nemours, de Joinville, d'Aumale et de Montpensier ;

A S. A. R. Monseigneur le Prince de Salerne ;

A MM. les Ministres de l'Intérieur, de l'Instruction publique, des Finances, de l'Agriculture et du Commerce ;

A MM. les deux Préfets de la Seine;

A la généralité des citoyens auxquels le génie ou les capacités ont assigné les premiers rangs dans notre belle monarchie, et qui désirent que l'autorité prenne des mesures *afin de prévenir les effroyables malheurs résultant de notre promptitude en fait d'inhumations* (1);

A la Presse, dont les voix diverses n'ont formé qu'une voix pour rendre justice aux vues d'intérêt général que j'ai présentées, et pour reconnaître, avec les honorables rapporteurs de ma pétition aux chambres (2), la nécessité d'une nouvelle police des inhumations.

Et à cette occasion je ne dissimulerai pas le regret que j'éprouve de ne pouvoir révéler ici le nom d'un de nos concitoyens qui a offert un prix de 5,000 fr. (3) à celui dont les recherches parviendront à la découverte d'un ou de plusieurs signes caractéristiques et infaillibles de la mort; et qui doit, en outre, demander au gouvernement l'autorisation de faire con-

(1) *Extrait de lettres adressées à l'auteur*, notamment par MM. P.-J. de Béranger, vicomte Siméon; plusieurs autres députés et plusieurs pairs de France.

(2) MM. le comte de Tascher, pair de France; Gillon et Genty de Bussy, députés.

(3) Cette somme est en dépôt, depuis longtemps, chez M. Piet, notaire.

struire, pour la commune qu'il habite, une Salle-modèle, dans laquelle il serait facultatif, sinon obligatoire, d'aller déposer provisoirement les individus qui sont réputés morts.

Puissions-nous l'obtenir bientôt et en tous lieux, cette institution de haute prévoyance *et de haute importance sociale* (1), — fruit d'une conception chrétienne — qui, depuis longtemps, est en pleine vigueur dans plusieurs contrées de l'Europe, et dont, en France, la réalisation a été ardemment poursuivie par le célèbre Winslow, — *deux fois enseveli prématurément d'après le jugement de son médecin !* — par Bruhier d'Ablaincourt, son traducteur et son continuateur (2); par Davis; par Verdier; etc., etc. Et après moi, humble vulgarisateur, par le très savant Julia de Fontenelle, dont chacun déplore la perte !

(1) Maréchal Bugeaud, P.-J. de Béranger, Eugène Sue, lieutenant général Jacqueminot, Puillon Boblaye. *Extrait de lettres adressées à l'auteur.*

(2) En 1745, Bruhier présenta au roi un mémoire pour solliciter un règlement contre la précipitation des inhumations, des embaumements et des ouvertures des cadavres. S. M. l'accueillit, et le chancelier d'Aguesseau promit le règlement; mais des hommes à préjugés ralentirent son zèle : « Louis, célèbre chirurgien de « Paris, toujours occupé à saisir les occasions d'augmenter sa répu- « tation, publia, en 1752, un ouvrage sur la *certitude des signes*

I.

« Puisqu'il est incontestable » — dit Terrili — « que le corps est quelquefois tellement privé de « toute fonction vitale, et que le souffle de la vie y « est tellement caché qu'il semble que la mort y soit « établie, la charité et la religion veulent que l'on « détermine un temps suffisant pour attendre que la « vie puisse, si elle existe encore, se manifester par « des signes. »

Borelli, Fabrice de Hilden, Lomnius, Winslow — *enseveli vivant deux fois, d'après le jugement de son médecin, et mort* à 91 *ans avec la crainte continuelle d'être une troisième fois enterré trop tôt!* Bruhier d'Ablaincourt, Sydenham, Cullen, Rhazès, Stalh, Lancisi, Dionis, Bichat, Nysten; etc., — ici, je confonds les noms et les

« *de la mort*, dans lequel il voulut prouver la certitude de quel-« ques-uns très douteux, par des arguments sophistiques, etc. » Verdier, *Calendrier des amateurs de la vie*, etc. 1816.

« Quel que soit le mérite de cet habile chirurgien (Louis), son « ouvrage est bien loin d'avoir réfuté avec succès les observations « judicieuses de Bruhier. » Julia de Fontenelle, *Recherches médico-légales sur l'incertitude des signes de la mort*, etc. 1834.

époques, — se sont également récriés avec énergie contre la funeste précipitation des enterrements.

Il n'est presque point de médecins, — selon Julia de Fontenelle (1) — qui ne soit convaincu de l'incertitude des signes de la mort, des dangers qu'elle entraîne à sa suite et des victimes qu'elle fait en plongeant au tombeau une foule de malheureux qui n'étaient que dans un état de mort apparente.

Non suffisamment renseigné, — car nous vivons sous un gouvernement qu'il s'agit simplement de convaincre pour obtenir gain de cause ; — non suffisamment renseigné, dis-je, sur les abus qui résultent de l'état de choses actuel, le législateur a maintenu, sauf quelques dispositions réglementaires, l'article 77 ci-après du Code civil :

« Aucune inhumation ne sera faite sans une autorisation, sur papier libre et sans frais, de l'officier de l'état civil, *qui ne pourra la délivrer qu'après s'être transporté auprès de la personne décédée, pour s'assurer du décès*, et que 24 heures après le décès, hors les cas prévus par les règlements de police. »

Comment — *surtout dans les campagnes*, *dans les*

(1) *Recherches médico-légales sur l'incertitude des signes de la mort*, etc. ; édition 1834.

lieux isolés, et dans les hôtelleries où l'on est toujours pressé de se débarrasser des morts, — comment les officiers de l'état civil s'acquittent-ils de cette mission importante?

La plupart d'entre eux déclarent qu'il leur répugne de se transporter dans la chambre mortuaire de leurs administrés.

Et quel motif encore font-ils valoir?

Le voici :

Sauf quelques-uns d'entre ces honorables magistrats qui exercent la profession de médecin ou d'officier de santé, aucuns ne possèdent les notions requises pour que leur intervention puisse être de quelque efficacité.

Cela est vrai; mais cela ne saurait excuser une infraction à la loi; car si les officiers de l'état civil ne sont habiles à s'assurer de la réalité des décès, du moins le sont-ils à prévenir certaines suppositions de décès, à découvrir certains crimes, tels, par exemple, que les infanticides (1).

Mais ce n'est pas seulement à l'égard des officiers

(1) La vérification des décès par des médecins nommés *ad hoc* est un grand pas vers l'amélioration. Mais, ainsi que le fait observer Julia de Fontenelle, il importerait beaucoup que cette vérification fût convenablement assurée; c'est-à-dire que le choix des mé-

de l'état civil qu'on est en droit de formuler des plaintes fondées : « Les citoyens méritent une grande « part dans les reproches qu'on peut leur faire (1).

Un grand vice de l'éducation domestique porte la généralité des hommes à fuir le spectacle de la mort, même lorsqu'il s'agit, pour ceux-ci, d'un père, d'une épouse, d'un fils ou d'un ami. Sous le prétexte d'une sensibilité non moins outrée que mal raisonnée, on se hâte, communément, de confier à des mains mercenaires le soin de tout disposer pour l'ensevelissement et pour la cérémonie des funérailles.

Et comment procèdent ces étranges mandataires?

Ils garrottent le prétendu mort; ils compriment les articulations; parfois ils bouchent les ouvertures naturelles; bref, ils enveloppent le corps dans un étroit linceul; ils strangulent ou bien ils étouffent celui chez qui, souvent, le principe vital n'est pas complétement éteint.

Il va sans dire qu'ils vicient l'air de l'appartement

decins ne laissât rien à désirer et que leur nombre fût proportionnel à la population.

Même à Paris, sous ce rapport, il y a grandement insuffisance.

(1) P.-J. de Béranger. *Lettre à l'auteur.*

avec force bougies et force parfums. Pour les malheureux, il y a le suif infect.

Oui, c'est ainsi que sans réflexion « on s'expose à « devenir homicide en enterrant des personnes vi« vantes (1). »

Y a-t-il, dans ce qui précède, la moindre exagération ?

Évidemment non, puisque, fréquemment, trop fréquemment, la Presse signale des faits dont la gravité n'admet aucune excuse, aucune réplique.

Puis, on ne sait pas, on ne peut pas tout savoir à cet égard, « surtout à Paris, où beaucoup de person« nes, certes, sont enterrées vivantes (2) ! »

Dans mes divers Mémoires, je n'ai rapporté que trop d'exemples récents, soit d'ensevelissements, soit d'inhumations prématurés. Aujourd'hui, grâces à une correspondance aussi volumineuse qu'intéressante — et les journaux aidant — je puis ajouter quelques pages aux précédentes, tout en revenant, et à dessein, sur certains faits du passé auxquels ceux du présent ne le cèdent en rien. Toutefois, je me renfermerai dans les limites qui m'ont été provisoirement posées.

(1) Terrili.

(2) *Extrait d'une lettre adressée à l'auteur* par M. le ministre résident de Mecklembourg. Novembre 1844.

Le 19 juillet 1845, on lisait dans le *Mémorial de Pau :*
» Un fait est venu démontrer aux habitants de no-
« tre ville le danger des inhumations précipitées. Un
« enfant de la Porte-Neuve, qu'on croyait mort et
« qu'on avait déjà couvert des vêtements de la tombe,
« est revenu tout à coup à la vie. Ce qu'on avait pris
« pour la mort n'était qu'un assoupissement. »

Dans son feuilleton du 19 juillet 1845, le *Siècle* s'est livré aux réflexions ci-après. On y reconnaîtra, sous la rubrique *Revue de Paris*, la plume spirituelle et chaleureuse de Pierre Durand :

« A défaut d'autres aventures romanesques et des
« frivolités qui nous manquent, on s'occupe de cho-
« ses sérieuses, et c'est là le beau côté de la saison, qui
« produira peut-être quelques innovations heureuses.

« . . . . M. Le Guern vient d'adresser au gouverne-
« ment un curieux rapport sur les inhumations pré-
« cipitées. Selon ses calculs, les mesures et les délais
« prescrits par la loi ne sont pas suffisants. Il a re-
« cueilli, depuis quelques années, une longue liste de
« prétendus morts, qui se sont réveillés au moment
« où on les cousait dans le linceul, — d'autres pen-
« dant qu'on les descendait dans la fosse. On frémit
« en lisant ce rapport, plein de faits accompagnés
« des preuves les plus authentiques. — *Reste en-*

« *core ce que l'on ignore et ce qu'on découvre trop tard.*

« . . . .L'hiver dernier, une jeune et belle artiste « mourut presque subitement sous l'atteinte d'une « maladie foudroyante. Un jeune homme, que ce « trépas avait frappé d'une violente douleur, s'entre- « tenait des derniers instants de la jeune femme avec « un célèbre docteur, qui lui dit que souvent, en pa- « reil cas, il avait vu prendre pour la mort une lé- « thargie profonde et de longue durée. Ces mots « jettent le trouble, l'espoir et la terreur dans l'âme « du jeune homme. — Si elle n'était pas morte ! s'é- « crie-t-il. — Mais déjà, depuis la veille, elle était « descendue dans la tombe, et, pour rouvrir cette « tombe fermée, il y avait à remplir de lentes forma- « lités ! Il fallait obtenir une autorisation difficile. « Éperdu, suppliant, le cœur dévoré par chaque mi- « nute qui s'écoulait, le malheureux jeune homme, « après les plus cruelles angoisses, parvint enfin à « faire ouvrir le cercueil qui renfermait l'objet de ses « vives affections. Le docteur, qui l'avait accompa- « gné, examina le cadavre et dit : — Elle est morte, « mais la mort ne remonte pas à plus de deux heures, « car je sens encore un reste de tiédeur !

« Il y avait alors deux jours que la malheureuse « femme était enterrée !

« Les moyens de prévenir de semblables malheurs « sont faciles et connus. En Allemagne, pays de sages « précautions, il y a, dans chaque cimetière, une salle « où les morts font une longue station avant d'être « mis en terre. Dans cette salle-transitoire, le mort, « vêtu avec une certaine recherche, est placé sur un « lit; devant ses lèvres est placé un miroir que le moin- « dre souffle ternirait (1); entre ses doigts est atta- « ché un fil qui, au plus léger mouvement, agiterait et « ferait tinter une sonnette suspendue dans l'apparte- « ment occupé par le concierge du cimetière. Nuit et « jour de vigilants inspecteurs visitent d'heure en « heure la chambre des morts. — Il ne se passe guère « d'années, nous disait-on à Francfort, où un mort ne « se réveille et ne donne le coup de sonnette.

« Pourquoi ne prendrait-on pas en France « de pareilles précautions? La chose en vaut bien « la peine sans doute. C'est ce que demande l'au- « teur du rapport; il a raison, mais il faudrait « appuyer sa requête. Tous les vivants et tous « les morts dont le trépas ne date que de vingt-

(1) Ainsi qu'on le verra plus loin cette épreuve n'est aucunement décisive, quels que soient d'ailleurs les résultats obtenus. (*Note de l'auteur*).

« quatre heures sont intéressés dans la question. »

Des révélations du plus grand intérêt m'ont encore été faites par mon illustre compatriote Émile Souvestre :

27 juin 1845. — « Il est incroyable, en effet, que « l'institution des maisons mortuaires soit encore à « désirer chez une nation civilisée. Comment ne pas « penser que chacun de nous est exposé à être traité « comme mort, alors qu'il est seulement endormi, « et à se réveiller, comme l'abbé Prévost, le célèbre « romancier, sous le scalpel d'un chirurgien qui étu- « die l'anatomie ?

« . . . . Il existe un fait non moins curieux dans les « souvenirs de ma famille. Une tante de ma femme « perdit son mari presque subitement. Ce dernier « avait toujours expressément recommandé de ne « l'enterrer qu'après une longue attente, son père « ayant été sujet à des accès de léthargie. *La veuve « ne fit point la déclaration du décès et garda le cadavre.* « Enfin, le troisième jour, elle s'aperçut qu'une « glande du cou grossissait visiblement ; elle com- « muniqua cette remarque au médecin, qui com- « mença à croire que la mort n'était qu'apparente ; « on employa des frictions ; et, vers le soir, le mari « ressuscitait. Il a vécu *trente ans* depuis. »

Encore un pauvre malade, un prétendu mort, auquel on a conservé la vie en négligeant sciemment de faire constater par témoins le jour et l'heure du *décès officiel !*

Or — voyez si nous jouissons de la plénitude de nos libertés : — Je dis, moi, fonctionnaire amovible, je dis, sans scrupule comme sans crainte, qu'on fit bien d'éluder les prescriptions d'une loi qui, ce jour-là, aurait rencontré un interprète et un exécuteur rigoureux ; d'une loi qui, bientôt, ne sera plus qu'*une lettre morte*, puisque, de l'aveu même des honorables rapporteurs de ma pétition aux deux Chambres, cette loi NE PRÉVIENT PAS TOUS LES PÉRILS.

Hâtons-nous d'ajouter que, maintenant, les magistrats s'empressent, généralement, d'accorder, en faveur de ceux qui sont présumés défunts, et sur la demande des familles, une prolongation de délai... Oui, l'on peut faire ajourner l'instant où un homme sera, peut-être, enterré vif.

Achevons de transcrire les principaux passages d'une lettre féconde en enseignements et dont chaque ligne fait frissonner :

« J'ajouterai un fait horrible, dont j'ai une con-
« naissance personnelle. A Brest, comme partout, une
« grande fosse est destinée aux pauvres. On les y

BIBLIOTHÈQUE

« conduit enveloppés dans une serpillière, et on les « enterre côte à côte. Les femmes du peuple ont l'ha- « bitude d'aller prier au bord de cet abîme funèbre, « non pas pour un mort spécial — la misère confond « là tous les cadavres — mais pour *les pauvres chers* « *trépassés.*—C'est l'expression bretonne. Un jour, la « domestique d'un de mes amis, priant ainsi près de « la grande fosse, crut remarquer que la terre d'une « tombe récemment creusée *remuait !* Elle s'enfuit « épouvantée, arriva chez son maître et ne parla de ce « qu'elle avait vu que plusieurs jours après. Bien « que l'avertissement fût trop tardif pour être fruc- « tueux, on avertit le fossoyeur; la place où le mou- « vement avait été aperçu fut creusée, et l'on trouva « le cadavre *le bras levé*, comme s'il avait fait un ef- « fort pour soulever le voile de terre qui l'étouffait.

Tel est le sort que nous réservons à ceux qui ont pris soin de notre jeunesse ! à ceux qui ont soutenu nos premiers pas dans la carrière de la vie !

Lorsqu'il s'agit de les dérober à la nuit du tombeau, quoi ! nous manquons de courage et de charité !

Voici l'extrait d'une lettre qui m'a été adressée le 5 août 1845, par une personne tout à fait digne de foi :

« . . . . Peut-être eussiez-vous dû rappeler l'aven- « ture de M. François de Civille.

« Madame de Civille, morte enceinte, fut inhumée « pendant l'absence de son mari. Celui-ci, revenu le « lendemain, la fit exhumer ; et, par l'opération césa- « rienne, on retira un enfant vivant. Il a été élevé, « et, devenu officier, il a été lui-même mis encore « deux fois parmi les morts et couvert de terre. Dans « tous ses actes, il signait : *De Civille, trois fois mort,* « *trois fois enterré et trois fois ressuscité, par la grâce* « *de Dieu* (1).

(1) Cette histoire datant du XVIe siècle il m'avait paru inutile de la reproduire, surtout dans mes récents mémoires. Voici, au surplus, une autre anecdote historique très curieuse et moins ancienne. Je l'ai puisée dans une lettre qui a été adressée de Milly, le 18 octobre 1845, au comte D...

« En 1813, j'étais aux eaux de Bains, dans les Vosges; il y avait « peu de monde. Les deux auberges réunissaient les baigneurs tous « les soirs, et tour à tour, chacun s'amusait soit à jouer, soit à con- « ter des histoires. C'était une bonne fortune assez rare quand nous « avions un conteur bien neuf et dont le récit nous faisait frisson- « ner. Un jour, un étranger arrive des eaux de Contrexeville « pour voir un ami. C'était le docteur Touvenel, assez en renom « avant la révolution de 89. Il avait su se faire une nombreuse « clientèle parmi les dames du grand monde. Il était brusque, « grondeur, et fort impérieux, façon à laquelle ses clientes durent « se plier.

« La principale des prescriptions du docteur était de prendre les « eaux de Contrexeville où il possédait une maison et était à la tête

« Mais à quoi bon, en effet, insister sur le passé ?
« On lit dans votre dernier mémoire que le même
« fait s'est reproduit à Augoisse, le 18 avril 1845,
« sur la personne d'un journalier nommé Pierre. Cet

« d'un établissement, célèbre par la foule des baigneurs qui s'y rendaient.

« Je suis fâchée de ce long préambule : il était nécessaire pour « l'intelligence de l'histoire.

« Le soir donc de l'arrivée de M. Touvenel, vint son tour de « conter quelque chose de bien vrai et bien effrayant. Voici ce « qu'il nous dit :

« Quelques années avant la révolution, j'avais ordonné les eaux « de Contrexeville à madame la duchesse de Fleuri. Ses préparatifs « de départ terminés, il fut décidé que je l'accompagnerais. Nous « partîmes. Arrivée en Lorraine, la duchesse se trouvant fatiguée, « résolut de s'arrêter dans une auberge située sur la grande route. « Je descendis, afin de m'assurer s'il était possible d'y séjourner. « Là, je trouvai chacun dans les larmes ; l'hôtesse, surtout, jetant « les hauts cris, et déclarant qu'elle ne pouvait loger personne, fût-« ce le roi ; car son mari venait de mourir, et se trouvait dans la « seule chambre dont elle disposait ordinairement. Poussé par je « ne sais trop quel sentiment, je voulus voir le mort. Tout était pré-« paré pour l'enterrement ; mais le corps n'était pas encore dans la « bière. Il avait bien toutes les apparences d'un mort. Mais, à tout « hasard, et comme expérience, je préparai une potion que je « m'efforçai de lui faire avaler. Cela fait, je prescrivis à l'hôtesse « d'enlever tout appareil mortuaire, de mettre son mari dans un « lit bien chaud, et d'attendre. Car, dis-je, peut-être n'est-il pas « mort. Je rejoignis madame de Fleuri qui, ayant appris

« infortuné a, aussi lui, été retiré trois fois de la « tombe !

« Une infinité de personnes, dont le décès avait été « constaté, sont encore existantes : ne devraient-elles « pas en informer le public ?

« Je serais moi-même une victime de ce que vous « appelez, avec raison, l'imprévoyance des vivants, si, « en 1839, et selon mes expresses recommandations,

« ce qui s'était passé, avait grande hâte de s'éloigner. Nous voi- « là donc à Contrexeville, oubliant complétement l'auberge et « le mort. La grande révolution arriva. Ses épisodes terribles et « multipliés laissaient peu de place au souvenir d'événements par- « ticuliers ; ils étaient bien pâles près de tout ce qui arrivait. Ce- « pendant, la grande tourmente s'étant calmée, il me prit envie de « revoir ma maison, mes eaux, ma chère fontaine ; et je me mis en « route, non pas, comme autrefois, chevalier d'une grande dame, « mais dans une méchante voiture à laquelle était attelée une vieille « rosse. Tout cela menaçait ruine. Effectivement, mon équipage se « brisa, et pour avoir du secours je fus contraint d'entrer dans la « première maison venue ; demandant un charron, un forgeron, « en disant : — C'est pour le docteur Thouvenel ; je payerai bien. « — A peine me fus-je nommé qu'un vigoureux gaillard me « saute au col, me serre à m'étrangler, en disant : *O mon sau- « veur !... je vous dois la vie ! ma femme, mes enfants, remerciez- « le ; sans lui, tu serais veuve ; sans lui, vous seriez orphelins !* « Je rappelai mes souvenirs, et je compris enfin : la potion avait « opéré ! le mort était ressuscité ! Il fit bien de me le rappeler, car « je l'avais complétement oublié. »

« on n'avait pris la précaution de m'ouvrir la plante « du pied gauche.

« Tombée deux fois en léthargie, *et sachant posi-* « *tivement que cette maladie est héréditaire dans ma fa-* « *mille* (1), jugez si j'entre dans vos vues, relative- « ment à l'institution des salles d'attente ! etc. »

« Em. F***. »

Une dame très respectable, demeurant à Rouen, m'a fait savoir, par son frère, qu'ayant été ensevelie, il y a peu d'années, une sœur garde-malade parvint à la *ressusciter* en lui tenant, pendant fort longtemps, sous les ailes du nez, un flacon d'ammoniaque liquide, appelé vulgairement alkali volatil (2); on avait fait

(1) Voici la sixième fois que cette remarque m'a été faite par des personnes qui ont failli être enterrées trop tôt, par suite de l'imprévoyance qui préside, en général, aux ensevelissements.

(2) Le 10 mai 1777, l'empereur d'Allemagne étant à l'Académie des sciences, Lavoisier asphyxia un moineau dans une cloche remplie d'acide carbonique, et le présenta mort à ce souverain. M. Sage s'empara du moineau et lui plongea le bec dans un peu d'alkali volatil. L'oiseau donna quelques signes de vie aussitôt, et retomba. Nouvelle application d'ammoniaque, nouvelle résurrection; l'oiseau se tint sur ses pattes et s'envola par une des fenêtres. Cette expérience fut réitérée plusieurs fois avec le même succès.

Voyez Julia de Fontenelle, *Recherches médico-légales*, etc. Édit. 1834. Pag. 297 et 298.

usage, sans succès, de vinaigre anti-septique, dit des quatre voleurs.

Voici les extraits de deux lettres dont les dates sont récentes :

Avranches, le 14 novembre 1845.

« .... M. Besnier Duchauchais, homme d'une forte « complexion et d'une taille très élevée, eut une « atteinte de goutte à l'âge de 40 ans. Une saignée « pratiquée sur un ordre imprudemment donné par « son médecin fit remonter la goutte à l'estomac, et « le mit dans un état qui fut pris pour la mort. Dans « cette persuasion, on l'enterra. Un cousin germain « du défunt, M. Dubuisson, juge à Avranches, s'é- « tant mis, quelques heures après l'inhumation, à sa « fenêtre qui ouvrait sur le cimetière, entendit des « gémissements. Comme il était déjà nuit, il crut « qu'un malheureux sans asile pouvait s'être abrité « contre l'église. Il descendit, pour s'en assu- « rer, et, en passant près de la tombe qui venait « d'être refermée, il reconnut que les gémissements « en sortaient. Vite il courut chez le curé qui, pre- « nant pour le résultat d'une illusion le récit qu'on « lui faisait, ajourna au lendemain à en véri- « fier l'exactitude. A l'ouverture de la fosse, on con- « stata que M. Besnier Duchauchais était mort alors,

« mais qu'il s'était déchiré un bras avec les dents.

« En apprenant cette horrible nouvelle, madame « Besnier Duchauchais tomba sur le parquet comme « si elle eût été frappée de mort.

« Il reste donc prouvé que l'infortuné n'était qu'en « léthargie lorsqu'on l'avait inhumé ! Mais j'ai peine « à croire que le curé ait renvoyé l'exhumation au « lendemain et qu'un juge qui, je le sais, avait beau-« coup d'influence dans la contrée et une grande « affection pour son parent, y ait consenti.

« Il y a 78 ans que ce fait a eu lieu, et depuis on « a toujours conservé pendant 48 heures toutes les « personnes qui meurent dans la famille. Cette fa-« mille habite la ville d'où je vous écris, et y jouit « d'une grande considération. » **.

Avranches, le 21 novembre 1845.

« On portait en terre une jeune fille qu'on avait « crue morte, lorsqu'un bruit qui se fit entendre « éveilla l'attention des porteurs qui prétendirent « que ce bruit partait du cercueil ; ils l'ouvrirent « donc et s'aperçurent que la jeune fille vivait « encore. Reportée dans son lit, elle se rétablit et se « maria. Ses enfants sont sexagénaires et elle-même « doit être nonagénaire. L'événement dont il s'agit « ayant valu à cette dernière, ainsi qu'à ses descen-

« dants, un sobriquet désobligeant, ils n'aiment pas « qu'on leur parle de ce fait et ils le nient, dit-on; « mais les témoins qui existent encore sont nom- « breux.

« .... Beaucoup d'autres familles, certes, ont eu à « gémir sur d'aussi déplorables erreurs ! » ***.

M. le comte d'Ourches m'a raconté verbalement qu'un accident analogue à ceux qui précèdent s'était accompli dans sa famille.

Que de misères faciles à prévoir et à prévenir, ajoutées à d'autres misères inévitables !

Que nous sommes indifférents !

Je ne tarderai sans doute pas à publier de nouveaux documents, à l'appui d'une thèse dont je soutiendrai opiniâtrément les conclusions.

II

« De combien de millions de victimes la précipita- « tion des enterrements nous cache l'horrible sort! On « ne voit pas leurs tourments, on n'entend pas leurs « cris de désespoir, pendant qu'on se partage leurs « dépouilles (1) ! »

(1) Verdier. *Calendrier des amateurs de la vie et de l'humanité*; etc. 1816.

Voilà ce que disait, il y a trente ans, un savant praticien, animé de la plus haute philanthropie ; et voilà ce que, depuis, une foule de praticiens et d'écrivains recommandables n'ont cessé de répéter avec raison ; car, aujourd'hui, comme il y a trente ans : «.... Nous vivons à une époque où les jours « n'ont guère de lendemain ; une fois le drap rejeté « par dessus la tête d'un mourant, le cœur prend vite « son parti, et se console dans les douceurs de l'hé- « ritage (1). »

Ce n'est pas moi qui, le premier, oserais proclamer une si dure vérité ; mais je me rends volontiers l'écho de ceux dont l'esprit et le jugement peuvent faire autorité.

Écoutez encore ce que pense, au même sujet, un des plus grands légistes de notre époque, un ex-président de la Chambre des députés :

«..... Les faits que vous avez signalés sont déplora- « bles ; mais l'administration seule peut les prévenir « en prescrivant les mesures convenables et en tenant « la main à leur exécution. Malheureusement les hé- « ritiers sont si pressés de succéder que très souvent, « *surtout dans les campagnes* où l'on n'a pas deux

(1) Émile Souvestre. *Lettre à l'auteur.*

« chambres... on active tant qu'on peut les inhuma-
« tions(1) »

Cela est affreux, n'est-ce pas? Mais cela est encore vrai.

Et telle est, dis-je, la triste réflexion qui a été souvent faite par nos orateurs, moralistes, publicistes, etc.

Combien de fois, par exemple, du haut de la chaire évangélique, Bossuet n'a-t-il pas véhémentement apostrophé cette sorte d'indifférentisme qui, plus que jamais, ronge au cœur les sociétés modernes !

Revenons :

Lorsqu'on ne possède qu'une chambre pour soi et les siens, je comprends qu'il est difficile, pour ne pas dire impossible, de cohabiter longtemps avec un être inanimé, ou réputé tel. Mais, ici, je dois insister tout particulièrement sur l'urgente nécessité des Maisons mortuaires ou Salles d'attente, institution qui est en pleine vigueur dans une partie de l'Europe, — à Berlin, à Weimar, à Augsbourg, à Mayence, à Francfort-sur-Mein, dans toute la Bavière (2), etc. ; —

(1) Dupin aîné *Lettre à l'auteur*. Juin 1845.

(2) Je tiens de M. le comte de Luxbourg, qu'en général les morts y restent déposés environ trois jours *avant leur inhumation*.

et dont on ne saurait trop faire ressortir la sagesse, puisque, redisons-le souvent, la conservation du principe vital se prolonge, parfois, au-delà de 24 heures, bien qu'en apparence les organes aient cessé leurs fonctions.

Pia, pharmacien célèbre (1), a fait connaître les résultats de ses expériences sur des noyés et autres asphyxiés. Dans les divers recueils qu'il a publiés — de 1772 à 1789 — on lit, avec bonheur, que 845 résurrections naturelles ont été obtenues, dans la proportion de 8/9es, sur les individus dont l'état réclamait des soins prompts et intelligents.

De nos jours, les mêmes soins sont généralement prodigués aux asphyxiés ; et la science de l'asphyxiatrique semble laisser peu de choses à désirer (2).

Ce qui se pratique à l'égard des asphyxiés par submersion, par les gaz, par les poisons, etc., ne devrait-il pas également, et à plus forte raison, se pratiquer à l'égard d'une classe bien plus nombreuse de malades ?

Et combien de maladies, combien d'accidents,

(1) Il fut échevin de Paris et eut la première idée des établissements pour secourir les noyés et autres asphyxiés.

(2) Selon M. Le Roy, cette science aurait rétrogradé.

de causes internes ou externes peuvent occasionner des morts apparentes !

La syncope, la catalepsie, l'esquinancie, l'extase, la chorée, la lipothymie (1), la coqueluche, l'apoplexie, l'épilepsie, la grossesse et ses suites, le croup, le sphacèle, les convulsions, l'éclampsie, la faim, etc. — Les chutes, les contusions violentes, la strangulation, l'ivresse, la chaleur, l'air méphitique, les corps étrangers arrêtés dans la glotte, la trachée artère et l'œsophage, etc. (2).

Plusieurs personnes, — entr'autres un officier de santé, — m'ont adressé cette objection, « que les « signes qui caractérisent la mort étant actuelle-« ment aussi nombreux que bien connus, on ne pou-« vait, sans une folle témérité, douter, à cet égard, « d'une science qui est représentée, — notamment « par les Ricord, les Delpech, les Chomel, les Cam-« paignac, les Andral, les Cruveilhier, les Vel-« peau, etc. »

Mais, la vie des hommes, de 35 millions d'hommes

(1) Ce nom, composé de deux mots grecs, signifie, littéralement, *un délaissement d'esprit*. C'est le premier degré de syncope.

(2) Voyez Davis. *Projet de règlement concernant les décès*, etc. Édit. Verdun, 1806.

dont se compose la nation française, est-elle donc placée sous la sauve-garde immédiate de ces honorables exceptions qui existent, je le sais, dans la plupart de nos villes ?

Sont-ils, peuvent-ils être mis à la disposition de tous ?

Et êtes-vous bien certain que ces hommes éminents par le savoir, par l'expérience, par la modestie, ne soient pas plus en garde qu'aucun autre contre ce que vous appelez les signes de la mort ?

Souffrez que j'établisse une comparaison.

Parce qu'il existe un grand nombre de chirurgiens, confierez-vous, volontiers, au premier chirurgien venu, le soin d'une grave opération ? l'amputation d'un bras, d'une jambe?

Non, sans doute.

Mais si vous êtes tant craintif et tant circonspect pour ce qui regarde votre bras, votre jambe, — la partie, enfin, — le serez-vous donc moins relativement au tout ?

Oserez-vous répéter que tous les médecins, tous les officiers de santé, tous ceux qui, même à Paris, exercent sans être pourvus d'un diplôme ; oserez-vous certifier publiquement — et non pas dans une lettre dont j'ai jugé à propos de mépriser l'inconvenance, — que *tous*, *même ceux qui exploitent nos campagnes*, *ont le coup d'œil assez sûr* (1), assez perçant, la science assez infuse *pour bien distinguer*, durant une courte visite, ce que vous appelez complaisamment *les signes évidents et nombreux de la mort*?

Ne vous hâtez point d'insister; car, je l'ai dit, la Presse qui ne cesse de tonner contre l'abus épouvantable des inhumations trop promptes, viendrait donner un cruel démenti à votre étrange assertion.

Ah! rappelez-vous un exemple terrible de la faillibilité humaine; exemple déjà loin de nous, sans doute, mais qui, depuis, s'est bien des fois reproduit :

En novembre 1790, un particulier demeurant rue de la Plâtrière, à Paris, s'étant suicidé, deux chirurgiens arrivent, examinent la plaie et se retirent en décidant que leurs soins sont inutiles; que l'homme est expiré. Le commissaire de police Pienne va verbaliser : sur ces entrefaites, le sieur Willaume, chirurgien ordinaire du comte d'Artois, paraît, examine à son tour le blessé, lui arrache ses habits, et, nonobstant les bravades et

(1) Textuel.

l'opposition de ses confrères, le rend à la vie (1)!

Rappelez-vous encore que dans un de ses voyages en Pologne, avant 1815, le czar Alexandre, voyant deux hommes occupés à retirer un noyé d'une rivière, descendit de cheval et se joignit à eux pour les aider. Le noyé retiré, il le fit mettre sur un plan incliné, et lui donna lui-même des secours. Son chirurgien et un officier l'ayant rejoint, il en fit ses aides. Après plus de trois heures de travaux inutiles en apparence, le chirurgien déclara le noyé bien mort, et invita S. M. au retour. Mais l'empereur, plus zélé, plus patient, l'invita à saigner ce noyé, avant de l'abandonner : le sang jaillit, le prétendu mort soupira, et on le rappella pleinement à la vie (2).

Et quels sont, dites-moi, ces signes de la mort dont — à l'insu, sans la participation des corps savants — vous proclamez l'existence?

Je vous écoute; et, afin de vous répondre, afin d'édifier quiconque est entièrement étranger à la

(1) Voyez, pour plus de détails, *Révolution de Paris*, 1790. Numéros XXV, pag. 51; XXVI, pag. 32; XXXI, pag. 32; XXXVIII, pag. 40; XXXIX, pag. 98.

(2) Verdier. *Calendrier des amateurs de la vie et de l'humanité*, etc. Édit. 1816, pag. 123, § 3.

science médicale, je résumerai, en même temps, une partie de ce qu'ont dit les maîtres en pareille matière.

La rigidité cadavérique?

Mais la rigidité n'est pas plus un signe de la mort réelle, que la mollesse, la flaccidité des muscles ne sont des signes de vie. Dans certaines maladies convulsives, le jeu des articulations est anéanti, et les membres demeurent dans un état complet d'extension jusqu'à la cessation du paroxysme. Chez les asphyxiés par le froid, il y a rigidité des membres, engourdissement, perte de tout mouvement, etc. Chez les cataleptiques, les muscles conservent la position qu'on leur donne. Et il est encore ainsi à l'égard des individus qui tombent en syncope (1).

Bichat, Haller, etc., ont nié, d'ailleurs, que cette rigidité fût constante. Souvent, elle n'arrive que tard après la mort, notamment dans les maladies du cœur. Chez les personnes mortes d'hydropisie, de leucophlegmatie, de fièvres putrides, etc., les jointures conservent une certaine souplesse et une certaine chaleur.

(1) Voyez Davis. *Projet de règlement concernant les décès*; etc. Édit. Verdun. 1806.

Objecterez-vous, néanmoins, qu'il faut distinguer la roideur cadavérique de celle qui a lieu dans la congélation ou qui accompagne un état convulsif des muscles?

Mais c'est là une distinction subtile, difficile à établir et relativement à laquelle les praticiens ne sont point d'accord. Et, croyons-le bien : les opposants ont raison, *puisque les accidents que cet ouvrage a pour but de signaler ne cessent de se répéter, — surtout dans les campagnes* (1).

«..... Nous n'hésitons pas à dire que MM. Orfila,
« Bouillaud, etc., ont trop généralisé, et qu'en
« suivant ce principe, on pourrait être souvent in-
« duit en erreur par certaines roideurs observées
« dans les cadavres qui ne sont point la rigidité ca-
« davérique (2). »

« La rigidité cadavérique est un des signes les plus
« sûrs, sans être cependant incontestable (3). »

(1) Cette réflexion m'a été faite de nouveau par mon respectable ami, celui-là même que la vénération publique désigne sous ce nom : LE PETIT MANTEAU BLEU !

(2) Julia de Fontenelle. *Recherches médico-légales sur l'incertitude des signes de la mort;* etc. 1834.

(3) Voyez la note précédente.

L'insensibilité?

Mais une foule de phénomènes aussi authentiques que bien décrits démontrent que dans les paralysies, les asphyxies, les apoplexies, etc., tous les indices du mouvement et de la sensibilité disparaissent. — Durant les accès de la catalepsie, par exemple, les corps sont insensibles; il est vrai que, dans ce cas, l'ouïe et, parfois, la vue subsistent encore; et que — chose horrible! — les malheureux dont les corps sont ainsi engourdis peuvent assister au spectacle de leur inhumation!

« Les nerfs peuvent être engourdis à un tel point, « que les signes de la vie peuvent être comme anéan- « tis pendant quelques jours (1), etc. »

L'état d'insensibilité est un signe tellement incertain « qu'on peut souffrir des incisions cruciales « de toute l'étendue du bas ventre sans donner des « signes de vie. Il y a plus : on peut encore, sans « donner aucun signe de sensibilité, souffrir l'in- « cision des téguments et des muscles de la poitrine; « celle des cartilages des côtes ; etc. (2). »

(1) Davis. *Projet de règlement concernant les décès;* etc. Édit. Verdun. 1806.

(2) Bruhier. *Dissertation sur l'incertitude des signes de la mort.* 2 vol. 1745—1749.

Le défaut de battement de cœur et de pulsation des artères?

Mais écoutez ce que dit, à ce sujet, l'immortel Harvey, celui qui renversa, par ses brillantes démonstrations, la fausse théorie de ses prédécesseurs :

« Il y a des animaux à sang chaud qui vivent « longtemps sans pouls; quelques-uns demeurent « cachés sous terre pendant tout l'hiver, et ils vi- « vent, quoique leur respiration s'arrête, quoique « leur cœur soit sans mouvement. »

Écoutez encore ce que disent là-dessus nos théoriciens et nos praticiens modernes :

« Cette fonction de la vie peut être suspendue, « sans qu'il y ait mort réelle.

« Le docteur Stevenson (*Essais et observations de la « Société d'Édimbourg*) est persuadé qu'après que « les mouvements du cœur, des artères et des pou- « mons ont cessé, il reste encore une petite portion « de vitalité qui mérite de l'attention, *et que la né- « gligence de ce fait a plus d'une fois entraîné des ré- « sultats déplorables* (1). »

(1) *Dictionnaire de médecine*. 2e édit. 1839.

La personne à qui je m'adresse ici, plus en particulier, sait on ne

La sortie spontanée des matières fécales?

Mais cet indice, tiré de l'état du sphincter de l'anus, est excessivement trompeur.

Dans les diarrhées, dans les dyssenteries, dans les maladies nerveuses, dans la paralysie, dans les attaques d'épilepsie, les matières fécales sont poussées au dehors, quelque effort que l'on fasse, et quoique le sphincter n'ait point perdu sa faculté contractile. — Et contrairement, dans l'état de mort, les excréments peuvent être retenus, parce que le sphincter a conservé sa contractilité (1).

L'affaissement de la cornée transparente et le défaut d'éclat des yeux?

Mais il y a des cadavres dont les yeux ont autant, sinon plus d'éclat que ceux des vivants. Dans les asphyxies par méphitisme, dans les apoplexies, la cornée appelée transparente conserve toute sa pellucidité,

peut mieux à quoi s'en tenir, relativement à l'inobservation de ce fait.

(1) Voyez Davis. *Projet de règlement concernant les décès;* etc. Édit. Verdun. 1806.

tandis qu'il y a des individus chez qui cette membrane est constamment trouble, par l'effet d'une ophthalmie chronique, ou de quelque autre maladie.

« Quoique ce signe accompagne très souvent la « mort, il peut aussi se rencontrer durant la vie (1). »

« S'il est vrai de dire qu'en général, les yeux se « ternissent et s'enfoncent après la mort, il est éga- « lement constant que cet effet ne s'observe pas tou- « jours ; qu'il a quelquefois lieu du vivant de l'indi- « vidu (2). »

L'immobilité de la pupille n'est pas, non plus, un signe évident de mort; elle a lieu dans l'amaurose ou goutte sereine, dans l'asphyxie, la catalepsie et certaines affections vaporeuses.

Le refroidissement?

Mais ceci est une plaisanterie. Les individus qui sont asphyxiés par submersion, et qu'on a le bonheur de sauver, prouvent combien ce signe est équivoque par lui-même. Ils sont froids comme glace.

(1) *Dictionnaire de médecine,* 2e édit. 1839.

(2) Orfila. *Secours à donner aux personnes empoisonnées et asphyxiées.* 3e édit. 1825, pag. 244.

Il en est souvent ainsi, relativement aux individus qui se trouvent atteints d'une maladie nerveuse quelconque, etc., et qui, étant réputés morts, sont exposés imprudemment à l'air non tempéré.

« ... Ce refroidissement, n'étant que le résultat de « la suspension de la respiration et de la circula- « tion, est, par conséquent, un des signes les plus « incertains de la mort... Nysten, et plusieurs au- « tres auteurs assurent que les asphyxiés par le « charbon peuvent être très chauds pendant 12 heu- « res... Nous dirons, en outre, que le refroidisse- « ment général du corps peut exister, pendant la « vie, à un degré aussi élevé qu'après la mort, dans « quelques affections nerveuses, et surtout pendant « la dernière période de l'hystérie (1). »

La face cadavéreuse ou hyppocratique?

Mais la diminution de l'énergie du principe vital suffit pour occasionner une pâleur mortelle. Les filles qui ont les pâles couleurs; plusieurs personnes attaquées d'engorgement ou d'obstruction des viscères abdominaux ; certains hydropiques, etc.,

(1) *Dictionnaire de médecine.* 2e édit. 1839.

ont la figure d'un jaune pâle, et semblent n'avoir pas plus de vie que les cadavres.

La plupart des individus qui sont complétement asphyxiés par les gaz délétères ont, au contraire, le visage et les joues vermeils, colorés comme celui des personnes en santé.

La lividité, symptôme de presque toutes les cachexies, n'indique pas plus un état de vie qu'un état de mort.

Le défaut de redressement de la mâchoire inférieure, après qu'elle a été abaissée avec force?

Mais « Ce signe qui a été donné par Bruhier est « mauvais sous tous les rapports; car, d'une part, on « peut le rencontrer dans la syncope, et de l'autre, la « mâchoire peut se redresser par un reste de contracti- « lité des tissus. L'on peut même ajouter que, dans « certains cas, la bouche restant béante après la mort, « il est impossible de constater ce phénomène(1). »

Le regorgement des liquides?

Mais dans l'évanouissement, dans l'asphyxie et dans certaines maladies nerveuses, il y a parfois

(1) *Dictionnaire de médecine*. 2e édit. 1839.

suspension des fonctions vitales à un degré tel, que les muscles du pharynx perdent leur force tonique, et l'œsophage son mouvement péristaltique. Comment voulez-vous, alors, que les liquides parviennent à l'estomac? Les mouvements des muscles qui servent à la déglutition sont impossibles.

L'insensibilité de la membrane pituitaire?

Mais dans certains cas de mort apparente les errhines ou sternutatoires, les piqûres faites à cette membrane ont souvent été impuissants pour rappeler à la vie ; et on a employé, avec succès, des moyens plus énergiques. Cette membrane, d'ailleurs, est susceptible de paralysie comme toute autre partie du corps.

L'affaissement et le froncement des lèvres?

Mais cet affaissement et ce froncement existent très rarement dans les cas de mort par asphyxie, apoplexie, hydropisie, etc.

Les filles d'une constitution délicate et irritable sont sujettes aux spasmes des muscles de la face, et, par conséquent, à la distorsion des lèvres; distorsion qui s'observe aussi dans le rire sardonique, dans les paralysies, dans le *chorea sancti viti.*

Dans plusieurs autres cas encore, il y a des individus réellement morts, chez qui un pareil état des lèvres n'a pas lieu.

Les tempes creuses et le nez effilé?

Mais tous ces signes, qui se font remarquer chez certains malades, dénotent simplement un grand accablement du principe de la vie, et non pas une mort réelle.

La perte de la transparence de la main? (1)

Mais « ... M. Orfila a fait connaître combien ce « signe offre peu de certitude, puisque les doigts « d'individus morts depuis deux jours offraient cette « transparence (2). »

La réunion de tous ces signes?

Mais, outre que ce phénomène se présente rarement,

(1) Phénomène que l'on constate en plaçant la main du cadavre entre l'œil et une lumière.

(2) *Dictionnaire de médecine*, 2e édit. 1839.

soit tout d'abord, soit même dans un temps donné, il demanderait, pour être étudié, des observateurs tels et en tel nombre, qu'il est inutile d'insister sur ce point.

Diverses expériences vulgairement usitées pour vérifier si la mort est imparfaite ou absolue doivent être rappelées ici, d'autant plus que leurs faux résultats n'inspirent que trop souvent une fatale sécurité ; sécurité qui coûte la vie à un grand nombre de citoyens.

1° *On place près de la bouche la flamme d'une bougie. Si cette flamme reste immobile on en tire la conclusion que le sujet est mort.*

Bornons-nous à rappeler ici, que, dans tous les cas de mort apparente, le souffle vital étant suspendu, l'expérience dont il s'agit ne vaut rien, relativement à la constatation de l'état de mort absolue.

2° *On place un fil très délié sous les ailes du nez ou devant la bouche.*

Même observation.

3° *On approche un miroir de la bouche.*

Même observation encore. — Les asphyxiés par le froid, et qu'on est parvenu à ranimer, n'auraient point terni ce miroir ; tandis qu'au contraire, les corps des cadavres encore chauds, — ils le sont souvent pendant douze heures, — exhalent des vapeurs qui le ternissent. Plusieurs fois j'en ai fait et vu faire l'expérience.

Le galvanisme, dont on n'a pas encore osé généraliser l'emploi, est cependant, à peu près, le seul agent dont il soit fait mention honorable dans le *Dictionnaire de Médecine*.

Voici, au surplus, selon les savants rédacteurs de ce livre immortel, quels sont les trois signes certains de la mort :

1° *La rigidité cadavérique.*

Comme je l'ai dit, beaucoup de praticiens ne sont point de cet avis; plusieurs d'entr'eux, Bichat, Haller, etc., ont nié que cette rigidité fût constante; et, enfin, répétons-le à satiété, *la désolante logique des faits donne raison aux opposants.*

2° *L'absence de contraction musculaire sous l'influence des stimulants électriques ou galvaniques.*

A cet égard les praticiens sont loin d'être unanimes; et ceci provient, sans doute, de ce qu'on n'a encore recueilli que très peu d'observations probantes.

On se demande, par exemple, d'après les observations qui ont été faites par Aldini (1) et par Montgiardini (2), si celui dont un membre paralysé se refuse aux contractions musculaires sera considéré comme mort ?

(1) *Essai sur le galvanisme.*

(2) *De l'application du galvanisme à la médecine.*

Dans certains cas, on peut, d'ailleurs, obtenir des contractions musculaires sur des corps entièrement privés de vie.

5° *La putréfaction.*

Ici, et sauf toutes réserves à l'égard des autres signes, il n'y a point de contradicteurs.

Évidemment, la corruption putride, — la putréfaction cadavéreuse, bien entendu, — est un signe certain de mort.

« Le signe le plus certain de la MORT, » — dit M. Orfila, — « est la PUTRÉFACTION bien caractérisée (1). »

Il y a plus :

« On n'a de preuves infaillibles de la MORT, » — Selon Zacchias, Terrili, etc., — « que dans un « commencement de PUTRÉFACTION du corps. »

« La PUTRÉFACTION, » — dit Portal, — « est « le SEUL vrai signe de MORT... C'est donc un de« voir sacré d'attendre, avant d'ensevelir un corps, « qu'il soit réduit à cet état où sa mort ne puisse être « douteuse (2). »

(1) *Secours à donner aux personnes empoisonnées ou asphyxiées.* 3e édit. 1825, pag. 242.

(2) « C'est un axiôme généralement adopté qu'à la *mort* il n'y a « point de remède ; nous osons cependant assurer, fondés sur la con-

« Les signes de la MORT, — la PUTRÉFACTION « exceptée, — ne sont que négatifs. Chacun d'eux, pris « séparément, est incertain... Ces signes sont trom- « peurs et ont trompé mille fois. » — Thiéry. —

« Il n'est qu'un signe de réel et d'absolu : c'est « la PUTRÉFACTION. La PUTRÉFACTION est le « cachet de la MORT. » — Julia de Fontenelle. —

« La PUTRÉFACTION exceptée, chacun des signes de la MORT pris séparément *ne donne qu'un très faible degré de certitude* (1).

« naissance de la structure du corps humain et sur un grand nombre « d'observations, qu'on peut *guérir la mort ;* c'est-à-dire rappeler le « mouvement suspendu du sang et des vaisseaux *jusqu'à ce que la « putréfaction manifestée* nous fasse connaître *que la mort est « absolue,* que l'irritabilité est entièrement anéantie ; nous pouvons « espérer d'animer ce principe, et nous ne devons rien oublier pour « y réussir... La crainte d'une raillerie déplacée ne balancera ja- « mais, dans l'esprit d'un médecin sensé, l'intérêt du public et ne « le fera jamais manquer à son devoir... L'espérance de réussir doit « engager les médecins à ne pas abandonner les morts; un seul « succès peut dédommager de mille tentatives infructueuses... D'ail- « leurs, rien n'est plus propre à augmenter la réputation et l'intérêt « qui en est d'ordinaire la cause. » *Encyclopédie des sciences,* etc. Art. Mort.

(1) *De la léthargie et des signes qui distinguent la mort réelle de la mort apparente.* F. L. Pichard, médecin. 1830. On ne saurait trop recommander la lecture de cet excellent opuscule.

« ... C'est qu'en effet, d'après les observateurs les « plus judicieux, LA PUTRÉFACTION EST LE SEUL « SIGNE INFAILLIBLE DE LA MORT *définitive*. Encore ne « doit-on pas s'en laisser imposer par la mauvaise « odeur qui peut, pour des causes très diverses, s'ex- « haler du corps d'une personne qui serait seulement « dans un état de *mort apparente*. Tous les signes ac- « cessoires, tels que *le refroidissement, l'absence de la* « *respiration et de la sensibilité*, ET MÊME LA ROIDEUR « CADAVÉRIQUE, ne peuvent donner que des présomp- « tions insuffisantes dans une affaire d'une aussi grave « importance (1). »

Tel est encore le sentiment de Stalh, Boërhaave, Fabri, — Amatus Lusitanus, etc., et de la plupart des praticiens modernes.

Mais quoi! dans une foule de circonstances, la mort est précédée d'une asphyxie plus ou moins longue; sa durée peut dépasser toutes nos prévisions; dans la mort imparfaite comme dans la mort absolue, dis-je, il y a arrêt de la circulation, suspension des mouvements vitaux; et ces signes sont tellement trompeurs que des sociétés savantes, de simples particuliers même, ont cru devoir fon-

(1) *Encyclopédie des gens du monde*. Édit. 1843. Art. MORT.

der des prix pour récompenser le citoyen qui en découvrira d'infaillibles; des événements aussi terribles qu'humiliants pour nous, nation civilisée, se reproduisent journellement; — à Provins, à Morestel, à Gex, à Lyon, à Bordeaux, à Marseille, à Nantes, à Louviers, à Dôle, à Toulouse, à Douai, à Poissy, à Narbonne, à Reims, à Avranches, à Villeneuve-le-Roi, à Lorgues, à Verdun, à Angoisse, à Nevers, à Rouen, à Pau, à Versailles, à Renfeugères près Pavilly, à Perpignan, à Pont-à-Mousson, etc., etc. — Oui, des hommes réputés morts et mis dans la bière, ou dans le tombeau même; des hommes, ainsi abandonnés de tous, reviennent subitement à la vie : et on persisterait à repousser toute proposition qui tendrait à nous préserver des illusions des signes négatifs de la vie et des signes positifs de la mort!

Plein d'un fanatique respect pour la science des hommes, on voudrait rester dans le *statu quo !*

De deux choses, l'une :

Ou bien ceci ressemblerait à de la présomption et à de l'opposition systématique; ou bien les soi-disant praticiens, les soi-disant savants de l'Allemagne, — ceux-là qui ont protesté les premiers contre le dogme absurde de l'infaillibilité scientifique, en participant à la fondation des *Maisons mortuaires* — seraient profondément crédules et profondément ignorants !

Choisissez. Mais, — ainsi que vous l'avez déjà fait, — ne donnez plus le change à mes paroles. En cherchant à constater l'impuissance des vérifications de la science, dans certains cas, je n'ai entendu contester ni sa haute utilité, ni sa marche accélérée qui, certes, doit frapper d'admiration les moindres observateurs.

III

Résumant la correspondance dont je suis actuellement possesseur, je vais indiquer, maintenant, le nombre des enterrements plus ou moins précipités auxquels, depuis 1833 — à ma connaissance seulement, — le *hasard* a le plus fréquemment mis obstacle :

35 — individus se sont réveillés d'eux-mêmes au moment où on allait les porter en terre ;

13 — par suite des soins que leur prodigua une trop rare tendresse ;

7 — par suite de la chute du cercueil ;

9 — par suite d'incisions ou de piqûres faites en épinglant le linceul ;

5 — par suite de suffocation dans le cercueil ;

19 — par suite de retards non calculés dans la cérémonie des funérailles ;

6 — par suite de retards calculés.

Au total, 94.

A quoi il convient d'ajouter 24 faits qui se sont malheureusement et notoirement accomplis :

$$94 + 24 = 118.$$

Dans mon précédent Mémoire, j'estimais qu'on ne pouvait évaluer le chiffre de l'inconnu ; c'est-à-dire le nombre des accidents qui se sont consommés A NOTRE INSU, — **MAIS PAR NOTRE FAUTE** — sans doubler le chiffre du connu.

Adoptant la même base, je dirais aujourd'hui :

$$118 + 236 = 354$$

Et, divisant ce dernier chiffre par 13, — nombre d'années — je trouverais, pour quotient :

27 + 3/13es

C'est-à-dire, au *minimum*, **27** cas par an !

Mais quelle serait de nouveau mon erreur ! Et, combien, influencé par un sentiment d'excessive modération — dont je ne sortirai cependant pas en rectifiant mes appréciations — n'étais-je pas resté en dehors du vrai, en négligeant de m'appuyer sur le calcul des plus simples probabilités !

Comment ! sur plus de 32 millions de billets qui sont placés dans une urne, il en sort annuellement huit cent mille ; — *moyenne des décès.* — J'assiste au tirage d'une très faible portion de ces billets qui *tous* sont réputés *blancs*. Cependant, à la stupéfaction générale, il sort 118 billets *noirs ;* et je pourrais tirer la conclusion que dans cette urne, il ne doit plus en sortir que 236 de cette dernière couleur !

En rendant hommage aux personnes qui ont bien voulu faire la critique de cette partie de mon dernier traité sur les inhumations trop promptes, je me rétracte avec empressement, et, je le dis aussi, avec douleur.

La moyenne des décès en France, depuis 1833, n'est pas inférieure à 800,000 par an (1).

Or, les faits ci-dessus signalés n'étant généralement parvenus à notre connaissance que *fortuitement*,

(1) Voyez, relativement aux années 1821 à 1836, *Statistique de la France*, publiée par le Ministre des Travaux publics, de l'Agriculture et du Commerce, 1837.

par *hasard* — on peut conjecturer hardiment que le nombre de ceux qui se sont accomplis et qui s'accomplissent mystérieusement, chaque année, dans les entrailles de la terre, est, au *minimum*, de *deux* sur *mille décès*.

$$800{,}000 : 1000 = 800 \times 2 = 1{,}600$$

Je dis, avec conviction, que le chiffre de l'inconnu s'élève au moins à 1,600 par an !

Et, depuis 13 ans, c'est — pour me servir de l'expression aussi vraie qu'énergique de Molière — c'est 20,800 individus — non compris le chiffre du connu — que nous avons complétement assassinés (1) !

Et n'oublions pas, — je ne saurais trop insister sur ce point — que le décès de tous ces citoyens a été officiellement constaté !

Dans quelle ville, dans quel bourg, dans quel hameau, dans quelle famille ne conserve-t-on pas le souvenir plus ou moins récent de quelques-uns de ces drames souterrains?

Ici, encore, je ne puis m'empêcher de crier bien haut que le fait d'embaumer, d'ensevelir, de clouer

(1) Qui tôt ensevelit bien souvent assassine,
Et tel est cru défunt qui n'en a que la mine.
L'*Étourdi*, Acte II.

précipitamment les trépassés dans le cercueil, constitue, pour toute nation civilisée, une accusation flagrante d'imprévoyance et d'inhumanité.

« Ce ne sont pas seulement les inhumations pré-
« cipitées qui sont dangereuses, mais encore les en-
« sevelissements hâtifs, attendu qu'ils gênent et
« interceptent la respiration. Il est imprudent et
« même barbare d'inhumer ou d'ensevelir trop tôt
« des personnes crues mortes (1). »

On reproduira, sans doute, la question suivante :

S'agit-il d'abolir la cérémonie religieuse des funérailles ?

Non certes. Il s'agit, simplement d'en modifier la forme.

La Religion — qu'il faut bien se garder de calomnier, — a pour but l'amélioration progressive et indéfinie de la condition humaine. Envisagée sous ce point de vue rationnel, il me semble également rationnel d'affirmer que, relativement à une institution de prévoyance et d'humanité ; d'une institution qui doit nous mettre à l'abri du danger affreux de donner la sépulture aux vivants ; de réduire ceux-ci aux cruelles extrémités du désespoir, de la faim, de

(1) *De la léthargie et des signes qui distinguent la mort réelle de la mort apparente*. F. L. Pichard, médecin. Édit. 1830.

la rage et du blasphème, — la Religion ne saurait être un obstacle.

« Les hommes — dit Fénelon — n'entendent point « ce que c'est que la religion quand ils la font « consister uniquement dans le culte extérieur. Ce « culte en est l'expression et non la forme. L'essen- « tiel de la religion consiste donc, etc.

Namque curatio funeris, conditio sepulturæ, pompa exsequiarum magis sunt vivorum solatia quam subsidia mortuorum. — De civit. Dei.

« La pompe des enterrements intéresse plus la « vanité des vivants que la mémoire des morts. » La Rochefoucauld, *Maximes.*

En résumé : si l'apport des corps dans les Salles d'attente ne peut être immédiatement rendu obligatoire, du moins doit-il être laissé facultatif. Car « ..... Nous n'avons pas le droit d'enterrer les vi- « vants, et personne ne se soucie d'être victime de « notre promptitude en fait d'inhumations. Ceux-là « même qui font le moins de cas de la vie, ne veulent « pas être exposés à souffrir les tortures d'un pareil « supplice, etc. (1). »

(1) Viennet, de l'Académie française. *Lettre à l'auteur.*

FIN.

OUVRAGES DU MÊME AUTEUR

QUI SE TROUVENT CHEZ LES PRINCIPAUX LIBRAIRES.

DANGER
DES
INHUMATIONS PRÉCIPITÉES

EXEMPLES TANT ANCIENS QUE RÉCENTS DE PERSONNES ENTERRÉES OU DISSÉQUÉES DE LEUR VIVANT.

Manuscrit déposé à la Bibliothèque royale par ordre de sa Majesté (1833), et renvoyé à M. le ministre de l'intérieur par la Chambre des députés (1834).

6e *ÉDITION* (1844).

> . . . Tel un homme enseveli vivant au champ des tombeaux, sort avec effroi de sa léthargie, frappe du front son cercueil, et fait entendre une plainte dans le sein de la terre.
> Vicomte de CHATEAUBRIAND. *Les Martyrs*. T. II, livre 14, pag. 69.

ENCORE UN MOT
SUR LE
DANGER DES INHUMATIONS PRÉCIPITÉES.

NOUVEAUX EXEMPLES DE RÉSURRECTIONS NATURELLES ET IMPRÉVUES QUI DÉMONTRENT DE PLUS EN PLUS, L'INSUFFISANCE DU MODE ADOPTÉ POUR CONSTATER LES DÉCÈS.

NOUVEAU MÉMOIRE

Précédé d'une lettre de P.-J. de BÉRANGER.

1re *ÉDITION* (1845).

> « . . . L'horrible danger contre lequel vous appelez, « avec raison, des précautions nouvelles, est malheureu- « sement démontré par beaucoup trop d'exemples. »
> OPINION D'UN PAIR DE FRANCE.
> — *Lettre à l'auteur*; avril 1845. —

> « . . . J'apprécie vivement l'intention excellente qui « vous a fait entreprendre cet ouvrage; l'importance des « faits que vous y avez recueillis et l'utilité des précau- « tions que vous recommandez pour éviter des malheurs « trop fréquents. »
> OPINION D'UN PAIR DE FRANCE.
> — *Lettre à l'auteur*; ..... 1844. —

BIBLIOTHEQUE NATIONALE DE FRANCE
3 7502 01756213 5

www.ingramcontent.com/pod-product-compliance
Ingram Content Group UK Ltd.
Pitfield, Milton Keynes, MK11 3LW, UK
UKHW021943260726
13994UKWH00004B/1505

9 782329 426129